DE L'ÉPILEPSIE

PAR

MALFORMATION DU CRANE

PAR

Le professeur Ch. LASÈGUE

DE L'ÉPILEPSIE

PAR

MALFORMATION DU CRANE

PAR

LE PROFESSEUR CH. LASÈGUE

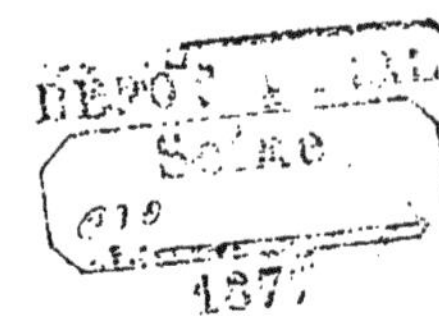

Dans une communication verbale faite à l'Académie de médecine (séance du 15 mai 1877), j'ai exposé très-succinctement le résultat de recherches persévérantes sur un point limité de l'histoire de l'épilepsie. Un résumé des conclusions a été reproduit dans les bulletins de la compagnie, mais sous une forme si concise qu'il me paraît utile de reprendre la question Je le ferai avec moins de laconisme, mais sans entrer dans de longs dévеloppements.

I.

On confond sous le nom d'épilepsie deux ordres de manifestations morbides. D'une part, les crises convulsives avec perte complète de conscience pendant l'accès, et, par suite, impossibilité de se souvenir non-seulement des symptômes, mais de l'existence même de l'attaque ; d'autre part, la maladie épileptique caractérisée par des crises comitiales revenant à intervalles plus ou moins inégaux, et soumise à une évolution qui lui est propre.

Entre les deux, la différence est la même que celle qui sépare l'*insultus hystericus* de l'hystérie proprement dite ; la douleur articulaire de la diathèse rhumatismale, l'accident de la maladie.

Personne n'ignore que, dans le cours d'un grand nombre d'affections cérébrales, il se produit concurremment avec les symptômes les plus divers, des accès épileptiques auxquels conviendrait peut-être mieux le nom d'accès épileptiformes. La lésion fondamentale guérissant, les crises disparaissent pour ne plus revenir; elles sont variables d'intensité, variables de durée et s'accompagnent de phénomènes accessoires empruntés à la maladie causale.

Il importe, au point de vue clinique, de séparer absolument ces attaques mixtes des crises vraies. Le diagnostic présente souvent de sérieuses difficultés; mais là comme dans toute diagnose, on arrive au plus près de la certitude en se référant au type ou à ce qu'il conviendrait mieux encore d'appeler l'*Étalon.*

Si on veut prendre pour exemple l'espèce confuse désignée sous le nom d'hystero-épilepsie, la règle logique est de viser l'épilepsie franche et de rechercher jusqu'à quel point les cas indécis s'en rapprochent ou s'en écartent. S'ils sont absolument conformes au type, la malade est épileptique; elle le paraîtra d'autant moins qu'il se rencontrera plus d'exceptions.

Je crois devoir laisser de côté ces formes imparfaites que je me contente de mentionner et qui sont trop complexes pour qu'il y ait profit à les envisager superficiellement.

Diverses intoxications à localisations cérébro-spinales, donnent lieu à des attaques plus épileptiformes qu'épileptiques. Sans les passer en revue; une d'entre elles mérite d'être notée : je veux parler de l'empoisonnement alcoolique. Il est constant qu'il survient chez quelques alcooliques moins nombreux d'ailleurs qu'on n'incline à l'admettre, des accès d'aspect épileptique. C'est un incident relativement peu commun, si rare même que malgré une très-longue expérience, je n'en ai personnellement observé qu'une dizaine de cas.

Or voici comment les choses se passent. Le malade, sous l'influence ou non d'un alcoolisme chronique, se livre à une débauche de boissons qui excède ses habitudes. Au lieu de boire méthodiquement, régulièrement, à heure et à dose fixes, conformément aux mœurs pathologiques des alcoolisants, il a succombé à un entraînement de hasard et substitué l'empoisonnement aigu à l'intoxication lente. L'état où il se trouve après cet excès, est un mélange d'ivresse et d'alcoolisme. L'excitation générale est extrême, elle s'accuse par des symptômes physiques plus encore que par l'état mental : l'agitation psychique peut exister en dedans et se dissimuler au dehors sous l'apparence d'une sorte d'étonnement inquiet qui en impose aux médecins peu expérimentés. En revanche, le pouls est fréquent, bondissant, la peau chaude, la sueur profuse et incessante, l'œil injecté, la langue sèche. La vue est incertaine ou troublée sans hallucinations distinctes, incompatibles avec l'obtusion sensorielle et le vague des perceptions cérébrales, l'ouïe est sans acuité, le goût indifférent à ce point que la soif se satisfait avec n'importe quel breuvage. Ce tableau n'est que celui de l'accès alcoolique suraigu. A un moment, éclate la crise épileptique soudaine, terrible, on pourrait dire excessive. Elle s'accuse par des rigidités tétaniques, par des convulsions cloniques énormes, par une strangulation qui ne provoque pas la cyanose, mais une congestion pourprée de la face, bouffie, ardente, couverte de sueurs, avec les paupières gonflées, les lèvres saillantes, la langue rutilante faisant issue entre les arcades dentaires. C'est certainement un des spectacles les plus terrifiants que puisse créer la maladie, mais ce n'est pas là l'image froide de l'épilepsie vraie.

Après quoi le malade meurt et sa mort est un témoignage que l'accès touche de plus près à l'éclampsie qu'à l'épilepsie.

Ajoutez que les attaques comportent des variantes indéfinies, depuis le simple trismus, l'œsophagisme au moment de la déglutition des liquides, le tremblement convulsif d'un des membres, la rétraction si fréquente et parfois extrême du pénis, la raideur du tronc, etc., jusqu'au mode *maximum* que je viens de rappeler.

Les demi crises auxquelles on refusera avec raison l'épithète d'épileptiques surviennent fréquemment : on pourrait dire que l'alcoolisme suraigu n'en est presque jamais exempt. Elles ont une grande importance nosologique parce qu'elles permettent d'établir une échelle graduée entre le tremblement obligé de toute intoxication par l'alcool et la convulsion portée à ses dernières limites.

Lorsqu'un malade a traversé, dans les conditions expresses que j'indique, une attaque épileptiforme d'intensité moyenne et compatible avec la préservation de la vie, il ne reste pas épileptique. S'il le redevient c'est qu'il s'expose à une rechute aiguë ; et encore les récidives représentent-elles plutôt l'exception que la loi. Tout malade qui, à la suite d'une attaque provoquée par la boisson, est supposé avoir continué l'épilepsie, était épileptique au préalable, seulement l'enquête a été ou insuffisante ou mal conduite.

Je n'invoque ni ne récuse les résultats des recherches expérimentales entreprises sur les animaux, et veux m'en tenir à l'observation humaine. En analysant les faits constatés par des observateurs éminents, on trouverait plutôt la confirmation que la contradiction de ce qui vient d'être énoncé.

Si on cherche à établir un parallèle entre l'épilepsie alcoolique et l'épilepsie vraie, on constate d'abord qu'il existe seulement des attaques dues à l'ingestion toxique de l'alcool et pas d'épilepsie continue ; que les accès se présentent sous des formes variées et bâtardes ; qu'ils sont aussi inégaux dans leur durée que dans leur intensité ; que les symptômes même les plus accentués ne répondent pas à la rigoureuse correction du type. Or, ce qui est vrai de l'intoxication alcoolique l'est de tous les autres empoisonnements épileptogènes.

Mon opinion est qu'on doit, en réunissant dans un cadre à part les pseudo-épilepsies toxiques, leur ménager une étude spéciale, mais qu'on ne saurait, sans une regrettable confusion, les assimiler à l'épilepsie classique, soit au point de vue des symptômes essentiels, soit à celui des lésions.

A côté ou plutôt fort au-dessus des épilepsies toxiques, figurent celles qui doivent leur origine à des tumeurs intra-crâniennes, qu'elles soient ou non de nature syphilitique. Les syphiliographes contemporains ont consacré de savantes études à l'épilepsie syphilitique, et je n'ai pas à rappeler les travaux intéressants dont cette forme d'affection nerveuse a fourni la matière.

Il est hors de doute que des crises comitiales peuvent survenir intercurremment, dans le décours des encéphalites syphilitiques, il n'est pas moins certain que les accès convulsifs représentent un des éléments essentiels du diagnostic des tumeurs cérébrales. Qu'on consulte les traités classiques, qu'on se réfère aux monographies, l'affirmation des observateurs est unanime.

Si on porte plus avant l'examen, et qu'au lieu de se contenter de la dénomination on analyse les symptômes, on voit qu'il s'agit de crises épileptiformes analogues à celles que provoquent les intoxications, flottantes, à manifestations indécises, trop réduites ou trop énormes. L'accès n'est qu'une sorte d'aventure et le jugement médical porte sur des phénomènes qui remplissent le vide des attaques : céphalée, céphalalgie, paralysies partielles, spasmes intermittents, insomnie, etc. Il ne s'agit pas d'épileptiques, mais de malades sujets à d'autres troubles encéphaliques subissant des crises incidentes ; pas plus que pour l'alcoolisme, l'accès comitial ne résume et ne compose la maladie. Le jour où les crises ont disparu, le sujet n'en reste pas moins à l'état pathologique s'il garde tout ou partie des accidents étrangers à l'épilepsie.

Or c'est là, pour moi comme pour tous ceux qui ont frayé avec l'épilepsie, la caractéristique solennelle. Du moment où le médecin au lieu de dire cet homme est épileptique, s'est borné à reconnaître qu'il était atteint d'attaques épileptiques, fussent ces accès aussi corrects qu'on voudra, il n'a pas émis d'opinion formelle. Plus encore, il a témoigné que le doute existait dans son esprit. Si nous n'étions pas en mesure de porter un diagnostic plus précis, on se consolerait, comme pour tant d'autres maladies, de l'insuffisance du savoir, mais la condition est toute autre. Notre premier criterium est le suivant : nul ne doit être déclaré épileptique vrai, si la crise comitiale se tient au second plan et s'il existe des troubles cérébraux avérés qui ne relèvent pas d'elle.

Tel est le cas des tumeurs intra-crâniennes et en particulier des compressions syphilitiques du cerveau. Je ne me dissimule aucune des difficultés pratiques du problème. J'ai, comme tous ceux qui se sont occupés des affections cérébrales, enregistré trop de faits douteux pour ne pas être indulgent aux indécisions, mais il s'agit ici d'une question de principes.

Des accès épileptiques francs, dégagés des accessoires, exempts de complications durables, se produisent à la suite de traumatismes du crâne avec enfoncement des os, esquilles, saillantes, dépressions des tables osseuses plus ou moins circonscrites, etc. Il faut bien peu de saillie osseuse pour motiver les accès comitiaux. Je renvoie sur ce point de doctrine aux récits des chirurgiens, en demandant seulement à exposer les aspects médicaux de l'attaque.

Un ouvrier est frappé par un éclat de pierre ou de bois projeté de loin qui lui brise un des deux pariétaux : il tombe sans connaissance. Un coma entremêlé de convulsions, se prolonge plus ou moins longtemps avec des phases et des phénomènes divers, puis tout guérit: intelligence, sensibilité, mouvement; deux mois plus tard, une attaque d'épilepsie, la première, renverse le malade ; elle est sans avertissements, sans excuses pour ainsi dire et caractéristique. Les crises se répètent à intervalles variables, souvent séparées par des mois, toujours identiques à elles-mêmes, parfois suivies de sopor comateux, parfois accompagnées d'un vague délire. Le malade est, du fait de sa blessure, devenu épileptique et pendant le reste de sa vie, si l'art n'intervient pas, si la guérison de la lésion locale ne se fait pas spontanément (chance rare), il reste condamné à cette implacable maladie.

Que le traumatisme résulte d'une chute, d'une contusion, d'un choc, il peut entraîner les mêmes conséquences dès qu'il détermine les mêmes altérations. L'épilepsie en se prolongeant ne change pas de caractère mais peut se compliquer de troubles consécutifs.

Ces blessés répondent au type et sont conformes à l'étalon. Les attaques ne sont pas un accessoire puisqu'en dehors d'elles on ne découvre pas une tare morbide au moins pendant un espace de temps presque indéfini.

Je n'insiste pas sur ces épilepsies acquises, survenues par une cause évidente, bien qu'il me paraisse important de noter le rôle que joue la compression d'un os accidentellement déplacé. Je passe également sous silence les épilepsies tardives se déclarant à un âge relativement avancé, et dont la pathogénie nous échappe parce que la lésion cérébral à laquelle elles se rattachent est douteuse ou méconnue.

II.

Il existe une classe d'épileptiques corrects, la plus compréhensive de toutes, celle qui peuple nos trop rares asiles, celle qui jette le désespoir dans les familles et qui n'admet pas même les consolantes prévisions du médecin, c'est à celle-là que je veux m'attacher exclusivement.

Maladie de développement elle n'éclate qu'à un âge défini, ni au-dessus ni au-dessous. Passé 20 ans on peut affirmer qu'elle est non pas invraisemblable mais impossible. Plus redoutable que les autres maladies liées à l'évolution, elle ne se modifie ni par le progrès de la vie ni par les transformations du tempérament, à la façon de la scrofule ou de la chlorose.

Par sa marche, par ses caractères positifs tels que les ont établis des siècles d'expérience, elle étonne : on pourrait dire qu'elle se compose d'une série de dérogations aux lois pathologiques.

Tout d'abord, à l'inverse des autres affections quelles qu'elles soient, elle fait explosion sous une forme et avec une violence d'*insultus* dont elle ne se départira jamais. La première attaque est l'égale de celles qui la suivent, aussi intense, aussi achevée. Les accès peuvent s'éloigner ou se rapprocher, nous les comptons, nous ne les pesons pas. Dans certaines familles d'épileptiques, on tient registre des attaques et on les inscrit à leurs dates. Il n'est pas un de nous qui n'ait ou qui n'ait eu à sa disposition de ces registres embrassant de longues périodes de mois et d'années. Nous nous réjouissons de voir s'allonger les répits, nous tenons compte de la périodicité des heures, moins parce qu'elle engage l'avenir que parce que les crises nocturnes sont moins pénibles aux malades. Quel médecin a jamais songé à mesurer l'intensité des attaques, tant nous sommes convaincus d'avance de leur monotone fatalité?

L'épilepsie, dans son uniformité symptomatique n'est même pas progressive par le rapprochement des attaques. Tantôt subintrantes, constituant ce que par une expression réussie on appelle l'état de mal, tantôt distancées par d'énormes intervalles, elles n'obéissent à aucune règle et se soustraient à la prévision. Personne n'est autorisé à admettre que plus on a vieilli dans l'épilepsie, plus on est sujet à des crises fréquentes; encore moins oserait-on accorder que les attaques acquièrent graduellement une violence croissante.

Les aggravations justement redoutées n'empruntent rien à l'attaque proprement dite qui ne dévie pas, et relèvent toutes de complications cérébrales. A force de subir des commotions encéphaliques, le malade peut tomber dans un état de maladie secondaire dont on retrouverait l'analogue à la suite de beaucoup d'autres *ictus* cérébraux : c'est le délire qui succède à la convulsion, c'est l'imbécillité ou l'idiotie acquise, c'est la folie continue, c'est la stupeur ou l'agitation plus ou moins durable. Quand ces altérations du second ordre se sont constituées, elles n'influent ni sur la marche, ni sur le mode des attaques. Ces faits sont d'une authenticité si bien acquise qu'elle est devenue banale.

La première attaque est pareillement aussi soudaine que celles qui lui succèdent. Elle éclate au milieu de la santé la plus florissante, sans prodromes, sans avertissements à l'usage des plus habiles. On aime à l'attribuer à une cause occasionnelle dans l'espérance que, la cause disparaissant, le mal cédera avec elle. L'illusion est de courte durée même pour la famille. Si exquise que soit la recherche rien ne fournit un indice. L'histoire des *aura* préparatoires est pleine d'exagération, et encore ne comprend-elle guère que les cas mixtes. L'hystéro-épilepsie, les épilepsies accidentelles peuvent se préparer de longue main : le malade arrive par exception à les prévoir assez longtemps d'avance pour se garantir de la chute, mais ces *casus rariores* répondent aux accès épileptiformes.

Chez quelques épileptiques à attaques exclusivement matinales, le sommeil semble être un antécédent nécessaire. Là même, ni la profondeur, ni la légèreté du sommeil, ni sa durée, ni les fatigues de la veille, ni les troubles digestifs qui jouent un si grand rôle dans les perversions du sommeil, ni les rêves ni les cauchemars n'interviennent. Le malade qui, pendant 10 ans, n'a éprouvé de crise que de 4 à 6 heures du matin, est frappé en plein jour, et cet écart ne surprend pas le médecin qui s'y attendait sans avoir eu le droit de le prévoir.

L'attaque initiale n'est ni plus longue ni plus courte que les autres. L'élément de la durée constitue pour tous les observateurs une des données les plus décisives, celle qui éclaire le mieux les diagnostics différentiels ; toute crise qui se prolonge au delà du terme pour ainsi dire réglementaire éveille le doute: ou elle se compose d'une succession d'attaques, brèves et répétées, ou elle n'appartient pas au type classique. La première question qui s'impose dans l'examen d'un sujet réputé épileptique est la suivante: combien de temps dure l'accès, de son début instantané à la période soporeuse; s'il est acquis que chaque crise a duré pendant des minutes, le médecin réserve son jugement. L'attaque éclamptique ou épileptiforme subit au contraire de telles variations de durée qu'elles échappent à toute prévision.

La succession des symptômes dont se compose l'accès épileptique à toute époque de la maladie n'est pas moins constante. Chaque stade peut s'accuser avec une intensité variable, mais les phénomènes essentiels ne font jamais défaut. Si la stase sanguine qui provoque la lividité de la face est moins marquée, si la convulsion tonique prédomine sur les secousses cliniques, si la vessie ou le rectum participe davantage aux spasmes, si la langue se rétracte dans la bouche ou qu'elle soit mordue entre les dents, si la salive est abondante ou perle seulement au bord des lèvres, la chose n'a pas d'importance, Elle en aurait une énorme dans le cas où par le progrès du mal, l'accès croîtrait en violence et les observateurs sans nombre qui ont envisagé l'épilepsie sous tous ses aspects n'auraient pas manqué de le signaler. A ce point de vue comme à tous les autres, je mets le praticien le plus compétent au défi de soupçonner, lorsqu'il est témoin d'une attaque, s'il assiste à la première ou à la centième.

La constitution du malade, son état diathésique, qu'il soit anémique, scrofuleux ou sous l'influence de tout autre tempérament est si dépourvue de signification qu'il serait oiseux d'en parler, le sexe même ne compte pas.

L'épilepsie dont je parle est implacable : elle ne guérit jamais. La thérapeutique contemporaine a réussi, et c'est une de ses conquêtes, à retarder ou à suspendre les attaques, sans aller au-delà.

Les praticiens exercés sont tellement convaincus, de l'individualité de l'épilepsie vraie, qu'ils se réfugient dans l'empirisme et ne font pas d'emprunt aux médications banales. Les médicaments se sont succédé sans que l'insuccès éteignît le zèle, mais les seuls commençants ont songé à utiliser les ressources habituelles des formulaires ; ni l'hydrothérapie, ni les toniques ou les antiphlogistiques ; ni les dérivatifs de tout ordre ni les moyens hygiéniques les plus autorisés ne servent même à modérer la maladie ; on ne serait pas excessif en ajoutant qu'ils ont peu de prise sur le malade.

L'épileptique se trouve à ce point de vue dans les conditions du syphilitique indifférent à toute médication qui ne va pas droit à son mal. Il n'en est pas ainsi lorsqu'il s'agit de crises épileptiques adventices qui se subordonnent aux médicaments locaux ou généraux propres à atténuer l'affection dont elles ne sont qu'un des symptômes.

Comment espérer d'ailleurs qu'un modificateur transitoire de l'économie produira des effets utiles lorsqu'on voit que la puberté elle-même passe inaperçue !

L'épilepsie maladie d'évolution n'est pas héréditaire. Cette proposition semble avoir soulevé quelque surprise et j'ai peine à le comprendre tant elle a peu de nouveauté. Je n'ai pas à défendre un fait, mais peut-être convient-il de le commenter.

La formule de l'hérédité épileptique si elle existait serait celle de toute généalogie : *Epilepticus autem genuit Epilepticum*. Or, les statistiques (et combien elles sont nombreuses !) ont suffisamment prouvé que cet engendrement direct est l'exception. L'épilepsie se transmet si rarement que jamais un dicton populaire n'aurait osé dire : à père épileptique, fils épileptique ; à plus forte raison un aphorisme médical. Sous ce rapport l'épilepsie se rapproche, et on ne saurait y voir une simple coïncidence, de la surdi-mutité par vice de conformation.

Est-ce à conclure que l'épilepsie, affection autochthone, se produit par une génération spontanée et n'emprunte rien aux ascendants. Bien s'en faut. Elle est au contraire une des maladies sur la genèse desquelles la santé des parents à le plus d'influence mais par voie détournée comme pour la surdi-mutité.

Qu'on fasse enquête sur les familles dont les épileptiques vrais sont issus, on trouve un nombre limité de cas collatéraux. Les ascendants, quand ils ont présenté des troubles maladifs, étaient atteints des affections les plus diverses du système nerveux, de la bizarrerie à l'aliénation confirmée ; ils avaient contracté des mariages consanguins ; ils s'étaient livrés à des débauches de tout genre ; ils appartenaient à une race, pour mieux dire à une *tribu* de dégénérés ou ils avaient eux-mêmes inauguré la déchéance : alcooliques, vicieux, vagabonds, déclassés de n'importe quelle classe de la société.

Les ascendants irresponsables comptent dans leur progéniture des idiots, des infirmes et des difformes, enfants mal venus sans qu'on trouve la raison de cette imperfection génitale.

Dans certains cas enfin, on ne peut invoquer que l'hypothèse parfois plausible d'un accouchement laborieux, d'une grossesse entravée par des accidents ou d'une altération fœtale.

Il m'est arrivé souvent, comme à tous les médecins, d'être consulté sur la possibilité de marier un épileptique. La réponse était facile en présence de l'incurabilité et en regard des événements si menaçants de l'avenir. On accordait le péril et on s'y résignait. Mais les enfants ? Quel sort leur présageait cette union librement consentie et dont il répugnait de leur infliger les conséquences ? J'avais épuisé honnêtement les arguments contraires; je me reconnaissais à peine le droit d'opposer comme un souverain empêchement la probabilité de l'hérédité épileptique. Dans ces graves circonstances, il déplaît d'agir seul. Mes confrères consultés, hommes de mûr expérience, n'ont pas eu d'autre avis : avec moi ils admettaient les dangers que peut entraîner pour la descendance toute grave affection du système nerveux. De même que l'homme cérébral donne naissance à l'occasion à un fils épileptique, de même le père ou la mère épileptique peut engendrer, suivant le hasard des transformations héréditaires, un enfant irréprochable, idiot, infirme ou aliéné prédestiné.

Il faudrait défigurer le sens des mots pour appeler ces modes de transmission ou plutôt d'influence : hérédité épileptique?

Pourquoi l'épilepsie type échappe-t-elle aux lois fondamentales de la pathologie? Pourquoi n'a-t-elle ni évolution ni involution? Pourquoi demeure-t-elle invariable dans sa manifestation essentielle : l'attaque? Pourquoi les aggravations, les complications, les aventures ne changent-elles rien au fond? Pourquoi la mort n'est-elle pas sa conséquence obligée?

C'est que la grande épilepsie n'est pas une maladie, mais une infirmité; autant elle s'écarte des règles qui commandent aux malades, autant elle obéit à celles qui s'imposent aux infirmes : l'immobilité invariable, l'incurabilité, le fait d'être un centre fixe autour duquel gravitent des accidents multiples et secondaires. Dès qu'on l'envisage sous cet aspect, ce qui était complexe devient simple, ce qui était obscur s'éclaircit.

Infirmité, elle s'acquiert par les deux seuls procédés possibles : ou par un traumatisme à lésions immuables ou par une déformation spontanée. J'ai passé outre au premier ordre de faits pour ne m'arrêter qu'au second.

L'épilepsie non traumatique ne survient pas à tout âge; son apparition n'a lieu comme je l'ai dit que de 10 à 18 ans en moyenne. L'enfant réputé épileptique de naissance rentre dans une autre catégorie sur laquelle j'aurais à revenir. L'adulte devenu comitial plus tardivement n'appartient même pas à l'espèce.

De 10 à 18 ans il s'accomplit une évolution dans l'assiette du crâne. Les sutures si multiples de la base se consolident en masse ou par portions. C'est au moment où ce travail s'achève, date variable dans la limite de plusieurs années, que la conformation crânienne devient fixe ; c'est à la même période de la vie que l'épilepsie apparaît.

Les conformations vicieuses des pariétaux, de l'occipital, de la voûte profitent des compensations bien connues qui en annulent en tout ou en partie les effets fâcheux. Il n'en est pas ainsi pour les os qui se rattachent à la fois à la base et à la face, groupés autour des segments antérieurs du trou occipital, solidaires les uns des autres et subissant le contre-coup, même à distance, de leurs variations de formes.

La consolidation s'effectue en vertu d'une loi physiologique sans trouble aucun de la santé qui puisse fournir un avertissement. Correcte, elle assure la symétrie de l'appareil osseux qui concourt à la formation de la base du crâne, incorrecte elle s'accuse par une asymétrie. C'est un fait depuis longtemps mieux qu'entrevu, constaté par des observateurs compétents, que la déformation du trou occipital joue un rôle dans la genèse de l'épilepsie. Son rôle eût été tout autre si au lieu de confondre dans une commune description les épilepsies de divers ordres, on avait pris compte des seules épilepsies dues à une erreur de conformation.

Les zoologistes ont, à juste titre, posé une loi qui trouve son étroite application à la médecine, c'est qu'aucun des caractères qui servent à la classification ne doit être latent et révélé seulement par les autopsies. Si les déformations basiques du crâne ne se découvrent que *post mortem*, elles cessent d'avoir une valeur pratique.

Il n'en est pas ainsi, et les asymétries de la face auxquelles correspondent celles de la base crânienne sont pendant la vie d'une facile constatation. Le tout est de les chercher et d'acquérir par l'expérience la technique de ce mode d'investigation.

L'asymétrie épileptogène s'accuse par une saillie plus ou moins notable d'une des moitiés du frontal ; j'ai cru pendant longtemps que le côté droit était le seul atteint, et je persiste à croire qu'il est de beaucoup le plus fréquemment affecté. Cette saillie globuleuse occupe la région sus-orbitaire dans la plupart des cas, quelquefois elle se porte plus en arrière, au niveau de la suture avec le pariétal correspondant, dont elle compromet la symétrie. J'ai actuellement dans mon service un homme épileptique qui présente au plus haut degré cette disposition.

La saillie prédominante se constate à la fois par le toucher et par la vue : par le toucher, en appliquant simultanément les deux mains sur le front du malade et en exerçant un palper répété et attentif; par la vue, en faisant renverser la tête en arrière, de manière à ce que la partie moyenne du frontal se dessine comme ligne d'horizon.

Si la déformation se borne là, je la tiens pour douteuse. Il faut qu'elle retentisse sur le système osseux de la face et s'y accuse par des déviations certaines. On constate à l'examen, tantôt une asymétrie des orbites, tantôt celle d'un des os malaires qui fait une saillie évidente tandis que l'os parallèle subit une dépression, souvent toutes les deux. L'inspection de la voûte palatine me paraît fournir un complément d'information indispensable. L'arête qui trace la ligne médiane est plus ou moins oblique et les deux côtés de la voûte du palais n'affectent pas la même courbure.

Je crois pouvoir admettre que, dans certains cas, le plan imaginaire qui passerait par le centre des apophyses mastoïdes est également oblique, mais je n'oserais l'affirmer. La mensuration par le palper est trop délicate et nous n'avons pas de mesure plus exacte à lui substituer.

Ces asymétries presque toujours manifestes même à première vue, quelquefois exigeant une recherche méthodique, semblent répondre à deux types. Ou la face a subi un mouvement de rotation en sens inverse du frontal, ou elle est entraînee dans la même direction. Dans le premier cas, à la saillie frontale droite répond une saillie malaire gauche, dans l'autre les saillies se dessinent du même côté. La première forme est la plus commune.

Il arrive que les parties molles du visage participent visiblement à la déformation des plans osseux, les muscles sont alors, comme chez les gibbeux, soumis à des tractions inégales et la face ne se contracte plus également des deux côtés ; tantôt un des deux sourcils s'abaisse, tantôt les lèvres se dévient et s'entr'ouvrent obliquement, tantôt les plicatures de la peau sont plus marquées dans une des moitiés du visage. Ces déformations accessoires ont peu d'intérêt et souvent même appellent une autre interprétation.

Les médecins qui ont pénétré profondément dans l'étude des prédispositions nerveuses savent quelle importance prennent les anomalies des tissus mous de la face, lors même qu'elles ne s'expliquent pas par une conformation vicieuse des os ; dues à un défaut de concordance des nerfs symétriques, elles témoignent d'un désordre qui peut préparer de plus graves lésions, mais elles n'ont que de lointains rapports avec l'épilepsie.

On comprend que je ne puis ni ne veux poursuivre dans le détail l'étude de variations, qu'il me serait impossible de décrire. La mensuration précise nous échappa faute de procédés et de moyens graphiques propres à donner un simple schème des degrés de l'asymétrie.

Ce que j'affirme c'est que l'asymétrie fronto-faciale est la règle toutes les fois que la première attaque épileptique est venue surprendre le malade dans les limites d'âge que j'ai assignées. Mon observation ne porte pas sur quelques faits qu'il serait permis de considérer comme de hasardeuses exceptions, elle s'appuye sur des centaines, j'oserais dire sur des milliers de malades ; elle a reçu le contrôle d'enquêtes sérieuses relatives à la période de la vie où l'épilepsie s'est déclarée.

Mon but en publiant ces recherches a été, à l'exclusion de l'investigation anatomo-pathologique réservée à des médecins placés dans des conditions plus favorables que moi, d'exposer les côtés cliniques de la question. Sur ce terrain, bien peu de praticiens pourraient invoquer une expérience plus profuse.

La seule conclusion à laquelle j'entende aboutir est celle-ci : Toutes les fois qu'un médecin sera appelé à examiner un épileptique, que son premier soin soit de constater si oui ou non il existe une asymétrie de la région supérieure de la face, s'il constate son existence, l'épilepsie est le résultat d'une malformation et son début répond à l'âge de la vie où se fait la consolidation osseuse.

La maladie due à un vice de développement et ne procédant pas d'une lésion accidentelle, répond au type dont j'ai énuméré les caractères, et par ses symptômes, et par sa marche, et par les conséquences qu'elle entraîne.

Paris. — Typ. A. Parent, rue Monsieur-le-Prince, 29 et 31.

NOUVELLES PUBLICATIONS

A la Librairie de P. ASSELIN, place de l'École-de-Médecine

DICTIONNAIRE ENCYCLOPÉDIQUE

DES

SCIENCES MÉDICALES

PUBLIÉ SOUS LA DIRECTION DE M. LE DOCTEUR

A. DECHAMBRE

Avec la collaboration d'un très-grand nombre de professeurs, de médecins et chirurgiens des hôpitaux civils et militaires et de la marine.

La première partie du tome XXe de la première série, de la lettre A à la lettre E.
La première partie du tome XIIe de la deuxième série, de la lettre L à la lettre P.
La deuxième partie du tome 1er de la quatrième série, de la lettre F à la lettre K.

Viennent de paraître

Aux librairies G. MASSON, rue Hautefeuille, 10,
et P. ASSELIN, place de l'École-de-Médecine.

ELLES CONTIENNENT LES PRINCIPAUX ARTICLES SUIVANTS :

1re *Série :* **CORNÉE**, par MM. MAURICE PERRIN et GAYET; **CORPS ÉTRANGERS**, par M. CH. MONOD; **CORSET**, par MM. BOUVIER et BOULAND.

2e *Série :* **NÉCROSE**, par M. SERVIER; **NÈGRES**, par M. ROCHAS; **NERFS**, par MM. J. RENAUT, F. FRANCK, L. LEREBOULLET, L. TRIPIER.

4e *Série :* **FER**, par MM. WILM, BORDIER et LAYET; **FERMENTATIONS**, par M. DUCLAUX; **FESSIER et FESSIÈRE**, par M. FARABEUF.

LEÇONS DE CLINIQUE MÉDICALE

Par M. le Docteur MICHEL PETER

Professeur de pathologie interne à la Faculté de médecine de Paris, médecin de l'hôpital de La Pitié.

TOME PREMIER CONTENANT :

Les maladies du cœur. — Les rétrécissements. — L'endartérite et les dégénérescences artérielles. — Le rhumatisme aigu. — L'endocardite. — Les points de côté. — La pleurésie. — Les pleurétiques. — La pneumonie du sommet. — Les pneumoniques. — Les hémoptysiques.

2e édition revue et corrigée. — 1 fort vol. in 8, avec figures, cartonné à l'anglaise, 1877. 15 fr.

CLINIQUE THERMO-MINÉRALE DE NÉRIS

Par le Dr F. DE RANSE

Médecin consultant des eaux de Néris, Rédacteur en chef de la *Gazette Médicale de Paris.*

Troisième fascicule

DE L'ACTION DES EAUX DE NÉRIS

DANS LE TRAITEMENT

DES MALADIES DES FEMMES

In-8 de 107 pages. — Prix. 2 fr. 50

A la librairie **P. Asselin**, place de l'École-de-Médecine.

Paris. A. PARENT, imprimeur de la Faculté de Médecine, rue M[r]-le-Prince, 31.

www.ingramcontent.com/pod-product-compliance
Ingram Content Group UK Ltd.
Pitfield, Milton Keynes, MK11 3LW, UK
UKHW020456220726
13923UKWH00006B/2585

9 782019 282479